Anna Jung

Die Vier-Wochen-Diät

Rezepte und Tips zum Abnehmen

Michael Möhring Verlag

© 2016 Michael Möhring Verlag

Cover: © jackfrog - Fotolia.com

ISBN-13: 978-1533171139
ISBN-10: 1533171130

Die Diät

Die Rezepte

Wichtiger Hinweis

Die Autorin ist weder Ärztin noch Ernährungsexpertin. Alles, was in diesem Buch niedergeschrieben wurde, beruht auf Beobachtungen und Erfahrungen der Autorin und anderen Personen. Bitte entscheiden Sie selbst, ob Sie die hier vorgestellten Ratschläge und Hinweise für sich anwenden!

Vorwort

Vor einigen Jahren legte ich mir eine Tabelle an, in der ich notierte, was ich zum Frühstück, zu Mittag und zum Abendbrot essen werde, denn ich wollte Gewicht verlieren. Das Hauptaugenmerk legte ich nicht auf eine spezielle Diät oder mehr Bewegung, sondern darauf, nicht mehr als drei Hauptmahlzeiten täglich zu mir zu nehmen. Viele kleine Mahlzeiten, wie oft von Diät-Experten empfohlen, überzeugten mich nicht. Übergewichtig wird man, weil man zu viel ißt. Da wirkte es in meinen Augen geradezu kontraproduktiv, den ganzen Tag über zu essen.

Den überwiegenden Teil der Zutaten dieser Gerichte hatte ich in meiner Küche vorrätig oder konnte sie jederzeit im Supermarkt bekommen. Mir war wichtig, daß ich an meinen Eßgewohnheiten keine großen Änderungen vornehmen mußte und daß ich das aß, was ich schon immer und gern gegessen habe.

Mit diesem Plan habe ich innerhalb von vier Wochen insgesamt 7,5 kg abgenommen.

Diesen Speiseplan möchte ich Ihnen in diesem Buch vorstellen. Falls Sie an dem einen oder anderen Rezept interessiert sind, finden Sie dieses in den Fußnoten. Alle Rezepte sind für eine Person ausgelegt.

Vielen Dank, daß Sie mein Buch lesen.

Ihre
Anna Jung

Was bei der Diät zu beachten ist

Sie können fast alle Zutaten der folgenden Mahlzeiten austauschen oder Ihrem Geschmack anpassen. Wenn ich Rapshonig verwende, ist das meiner Vorliebe für diesen Honig geschuldet. Selbstverständlich können Sie anderen Honig verwenden. Auch können die Gerichte der einzelnen Tage vertauscht werden, und Vegetarier können statt Fleisch Fleischersatzprodukte verwenden. Wichtig ist in erster Linie, daß täglich nicht mehr als drei Hauptmahlzeiten, und ein kleines zweites Frühstück als Zwischenmahlzeit, gegessen wird.

Nicht austauschen sollten Sie den Magerquark, wenn er als Butterersatz dient. Auch sollten Sie möglichst Xylit statt Zucker verwenden. Bei einigen der nachfolgenden Gerichte wird einige Male Rohrzucker aufgeführt, weil mir er bei diesen Gerichten mehr zusagte. Sie können aber auch hier Xylit verwenden. Da Süßstoff, besonders wenn er zusammen mit bestimmten Lebensmitteln gegessen wird, Appetit auslösen kann, sollte damit vorsichtig umgegangen werden. Xylit hat nicht nur 40% weniger Kalorien, er ist obendrein nicht schädlich für die Zähne, schmeckt wie normaler Zucker, wirkt basisch und ist ein Naturprodukt.

Auf Wikipedia oder diversen Internetseiten finden Sie viele Informationen über diesen Zucker. Es sei an dieser Stelle allerdings darauf hingewiesen, daß Xylit fast zehnmal so teuer ist wie normaler Zucker und daß er in einigen Fällen, besonders wenn der Körper noch nicht daran gewöhnt ist, Durchfall verursachen kann.

Ich verwende diesen Zucker, von wenigen Ausnahmen einmal abgesehen, heute ausschließlich, gerade wegen seiner zahnfreundlichen Eigenschaft. Nehme ich ihn abends zum Tee, unterdrückt er Heißhunger auf andere Süßigkeiten. Er kann im Internet gekauft werden, beispielsweise bei Amazon, ist aber auch in Bio-Läden zu bekommen.

Natürlich nimmt man in den allermeisten Fällen von einer Diät nicht dauerhaft ab. Eine Diät über einige Wochen ist aber auch nicht dafür da, das Gewicht dauerhaft zu halten. Was Sie tun können, um nicht wieder zuzunehmen, erfahren Sie im Kapitel »Tips zur Diät und Ernährungsumstellung«. An diese Hinweise halte mich seit dem Ende meiner Diät und halte auf diese Weise seit einigen Jahren mein Gewicht.

Folgendes sollten Sie beachten, wenn Sie mit der Diät beginnen

1. Essen Sie nur drei Mahlzeiten am Tag

Mehr müssen Sie nicht tun, wenn Sie Gewicht verlieren möchten. Wenn Sie sich strikt an drei Mahlzeiten halten, werden Sie die empfohlenen 2.000 kcal täglich kaum überschreiten. Es ist also nicht nötig, seine Mahlzeiten mit Kalorientabellen abzugleichen, irgendwelche Fitneßcenter aufzusuchen, sich gleichgesinnten Gruppen anzuschließen oder besondere Nahrungsmittel oder Geräte zu kaufen.

Wenn Sie es nicht schaffen, zwischen den Mahlzeiten zu fasten, dann ja jede andere Diät ebenfalls wenig Sinn. Denn selbst wenn Sie erfolgreich abnehmen, ist dadurch, daß Sie ständig etwas essen, die Gefahr groß, nach dem Gewichtsverlust wieder zuzunehmen.

2. Essen Sie sich zu den Mahlzeiten satt

Die Zeit bis zur nächsten Mahlzeit kann lang werden, besonders, wenn man daran gewöhnt ist, jederzeit etwas zu essen. Es ist deshalb wichtig, von einer Mahlzeit satt aufzustehen. Man sollte sich nicht verleiten lassen, bewußt wenig zu essen, damit man schneller abnimmt. Selbst wenn ein ganzer Tag nichts gegessen wurde, heißt das nicht, daß man am anderen Tag weniger wiegt. Der Körper geht hier seinen eigenen Weg. Ihre Aufgabe ist es, ihn zu den Hauptmahlzeiten satt zu machen und ihm mit den Lebensmitteln die nötigen Nährstoffe zuzuführen.

3. Nehmen Sie zwischen den Mahlzeiten nichts zu sich

Zwischen den Mahlzeiten nichts zu sich zu nehmen bedeutet auch den Verzicht auf Kaffee, Cola, Obst, Gemüse und dergleichen. Übergewichtig wird man, wenn sehr häufig etwas gegessen wird. Davon sollte man sich lösen. Auch die Tasse Kaffee wertet der Körper oder das Unterbewußtsein als Nahrungszufuhr. Die Diät läßt sich deutlich leichter durchhalten, wenn sich strikt an täglich drei Mahlzeiten gehalten wird.

Essen Sie beispielsweise um 13 Uhr Ihr Mittagessen und um 17 Uhr Abendbrot und trinken um 15 Uhr eine Tasse Kaffee und/oder essen ein Stück Kuchen, ist die Wahrscheinlichkeit hoch, daß Sie tags darauf um 15 Uhr wieder das Verlangen haben, etwas zu sich zu nehmen. Nicht anders ist es bei Naschereien abends vor dem Fernseher. Der Körper scheint diesbezüglich eine Art Gedächtnis zu haben. Halten Sie sich dagegen streng an die drei-Hauptmahlzeiten-Regel, wird sich der Körper darauf einstellen und das Verlangen, außerhalb der Hauptmahlzeiten zu essen, wird deutlich geringer. Bereits nach wenigen Tagen hat man sich daran gewöhnt.

4. Ziehen Sie gegebenenfalls Mahlzeiten vor

Wenn Sie es einmal wirklich nicht bis zur nächsten Mahlzeit aushalten, ziehen Sie die kommende Mahlzeit vor. Essen Sie dann auf jeden Fall eine vollständige Mahlzeit. Machen Sie sich kein Brot zwischendurch oder essen Sie nicht eine Scheibe Wurst oder Käse. Bleiben Sie bei den drei Mahlzeiten. Es ist völlig in Ordnung, wenn Sie um 12 Uhr zu Mittag essen und um 14 Uhr schon Abendbrot. Solche Tage gibt es und sie bedeuten nicht, daß Sie die Diät nicht schaffen, sondern nur, daß Sie an diesem Tag eine Mahlzeit früher als gewöhnlich essen.

Haben Sie Appetit auf Obst oder ein Stück Schokolade oder Kuchen, wobei auf die letzteren beiden besser verzichtet werden sollte, dann essen Sie diese Dinge direkt nach der Mahlzeit. Kleine Sünden sind zwar nicht schlimm, sollten Sie jedoch öfter darauf Appetit haben, lassen Sie die Hauptmahlzeit entsprechend kleiner ausfallen.

5. Essen Sie nur natürliche Lebensmittel

Viele stufen Fast Food als Suchtmittel ein. Einige Jahre nach meiner Diät fing auch ich wieder an, Fertiggerichte, Süßwaren und dergleichen zu probieren und fiel unmittelbar in alte Gewohnheiten zurück, die ich seit Jahren abgelegt hatte. Der Hauptgrund war, daß ich nach derartigen Lebensmitteln schnell wieder Appetit, wenn nicht gar Heißhunger bekam.

Es ist daher wichtig, auf alle industriell hergestellten Lebensmittel zu verzichten. Das gilt nicht nur für Pommes frites, Burger im Schnellrestaurant oder das Fertiggericht vom Supermarkt, sondern auch für zusammengesetzte Lebensmittel wie Bockwurst, Bratwurst oder Wurst allgemein. Es gilt für Kuchen, sofern er nicht selbstgebacken ist, für Cola und ähnliche Getränke, für Süßwaren und dergleichen.

Natürlich schmecken derartige Lebensmittel gut, doch der Körper nimmt übel, wenn er mit wenig Nahrhaftem getäuscht wird. Eine Bockwurst sieht wie eine kräftige Mahlzeit aus, jedoch konnte ich immer wieder feststellen, daß mich normales Brot, mit etwas Butter bestrichen und mit Tomate, Gurke oder Radieschen belegt, länger und besser sättigte, als die Kalorienbombe Bockwurst, die vielleicht noch mit Kartoffelsalat oder Pommes frites nebst Senf oder Ketchup gegessen wurde.

Appetit auf Süßigkeiten kann mit Honig, Weintrauben oder Rosinen begegnet werden, es gibt derart viele Käsesorten, daß auf Wurst - zumindest während der Diät - ganz verzichtet werden kann.

Diätdrinks ersetzen ebenfalls keine Mahlzeiten. Auch wenn oft behauptet wird, man könne ebenso gute Lebensmittel herstellen, wie die Natur, habe ich daran ernste Zweifel. Wer sehen will, was künstliche Nahrungsmittel anrichten, sollte sich die Ausscheidungen der Leute ansehen, die mittels Sonde ernährt werden.

Ich stamme aus der DDR und dort gab es aufgrund der allgemeinen Knappheit nur wenig industriell zubereitete Lebensmittel. Und die, die es gab, waren weit weniger chemisch behandelt oder mit Ersatzstoffen ausgestattet, als es heutzutage der Fall ist. In der Regel wurde ohne viel Chemie gegessen und man wußte, was in der Wurst verarbeitet wurde. Die

Folge war, daß es nur wenige Menschen mit Übergewicht gab. Von Krankheiten wie Neurodermitis oder Schuppenflechte habe ich in meinen 30 Jahren, die ich in der DDR lebte, nie gehört. Das heißt sicher nicht, daß es diese Krankheiten nicht gab, vielmehr soll es zeigen, wie wenig sie vorkamen.

Bereiten Sie daher ihre Lebensmittel, soweit es geht, selbst zu.

1. Woche

Montag

Frühstück

Hauptmahlzeit: zwei Scheiben Toastbrot mit Magerquark und Bienenhonig oder Marmelade

Getränk: 1 – 2 Tassen Kaffee oder Tee oder ein Glas Saft

Zwischenmahlzeit: ein Apfel

Mittagessen

Hauptmahlzeit: Vollkornnudeln mit Tomatensoße

Getränk: ein Glas Wasser oder Saft mit Wasser verdünnt

Abendbrot

Hauptmahlzeit: zwei Scheiben (dunkles oder normales) Brot mit etwas Butter und Tomaten, Gurken oder Radieschen als Auflage

mit Salz und Pfeffer würzen

Getränk: Tee mit etwas Xylit oder ungesüßt

Dienstag

Frühstück

Hauptmahlzeit: ein Schälchen Cornflakes mit fettarmer Milch

Getränk: 1 – 2 Tassen Kaffee oder Tee oder ein Glas Saft

Zwischenmahlzeit: eine Banane

Mittagessen

Hauptmahlzeit: Gemüse-Suppe

Getränk: ein Glas Wasser oder Saft mit Wasser verdünnt

Abendbrot

Hauptmahlzeit: Grieß mit Aprikosen

Getränk: Tee mit etwas Xylit oder ungesüßt

Mittwoch

Frühstück

Hauptmahlzeit: ein halbes Brötchen mit (Magerquark und) Käse, die andere Hälfte mit Magerquark und Honig

Getränk: 1 – 2 Tassen Kaffee oder Tee oder ein Glas Saft

Zwischenmahlzeit: vier Backpflaumen

Mittagessen

Hauptmahlzeit: gedünsteter Rotbarsch

Getränk: ein Glas Wasser oder Saft mit Wasser verdünnt

Abendbrot

Hauptmahlzeit: Brot mit Räucherlachs

Getränk: Tee mit etwas Xylit oder ungesüßt

Donnerstag

Frühstück

Hauptmahlzeit: Toastbrot mit Schmelzkäse bzw. Magerquark und Marmelade

Getränk: 1 – 2 Tassen Kaffee oder Tee oder ein Glas Saft

Zwischenmahlzeit: eine Birne

Mittagessen

Hauptmahlzeit: Tomatencreme-Suppe

Getränk: ein Glas Wasser oder Saft mit Wasser verdünnt

Abendbrot

Hauptmahlzeit: Hühnerfrikassee

Getränk: Tee mit etwas Xylit oder ungesüßt

Freitag

Frühstück

Hauptmahlzeit: dunkles Brot mit Marmelade, dazu ein gekochtes Ei

Getränk: 1 – 2 Tassen Kaffee oder Tee oder ein Glas Saft

Zwischenmahlzeit: eine Aprikose

Mittagessen

Hauptmahlzeit: Spaghetti Bolognese

Getränk: ein Glas Wasser oder Saft mit Wasser verdünnt

Abendbrot

Hauptmahlzeit: Erdbeerjoghurt

Getränk: Tee mit etwas Xylit oder ungesüßt

Samstag

Frühstück

Hauptmahlzeit: Brötchen mit Marmelade und Honig

Getränk: 1 – 2 Tassen Kaffee oder Tee oder ein Glas Saft

Zwischenmahlzeit: ein Apfel

Mittagessen

Hauptmahlzeit: Pizza

Getränk: ein Glas Wasser oder Saft mit Wasser verdünnt

Abendbrot

Hauptmahlzeit: Brot mit etwas Butter und Tomaten, Gurken oder Radieschen als Auflage

mit Salz und Pfeffer würzen

Getränk: Tee mit etwas Xylit oder ungesüßt

Sonntag

Frühstück

Hauptmahlzeit: garnierte Muffins

Getränk: 1 – 2 Tassen Kaffee oder Tee oder ein Glas Saft

Zwischenmahlzeit: eine Birne

Hinweis: Das Gebäck kann am Abend gebacken und am Morgen im Toaster aufgewärmt werden.

Mittagessen

Hauptmahlzeit: gefüllte Zucchini mit Putengeschnetzeltes

Getränk: ein Glas Wasser oder Saft mit Wasser verdünnt

Abendbrot

Hauptmahlzeit: Vollkornsandwich

Getränk: Tee mit etwas Xylit oder ungesüßt

2. Woche

Montag

Frühstück

Hauptmahlzeit: Cornflakes mit rosa Grapefruit

Getränk: 1 – 2 Tassen Kaffee oder Tee oder ein Glas Saft

Zwischenmahlzeit: fünf Pflaumen

Mittagessen

Hauptmahlzeit: Hühnerbrust mit Reis

Getränk: ein Glas Wasser oder Saft mit Wasser verdünnt

Abendbrot

Hauptmahlzeit: Joghurt mit Kiwi und Mandarinen

Getränk: Tee mit etwas Xylit oder ungesüßt

Dienstag

Frühstück

Hauptmahlzeit: Müsli

Getränk: 1 – 2 Tassen Kaffee oder Tee oder ein Glas Saft

Zwischenmahlzeit: eine Clementine

Mittagessen

Hauptmahlzeit: Kresse-Suppe mit Kartoffeln

Getränk: ein Glas Wasser oder Saft mit Wasser verdünnt

Abendbrot

Hauptmahlzeit: Orangensalat

Getränk: Tee mit etwas Xylit oder ungesüßt

Mittwoch

Frühstück

Hauptmahlzeit: Milchreis mit Zimt und Rohrzucker

Getränk: 1 – 2 Tassen Kaffee oder Tee oder ein Glas Saft

Zwischenmahlzeit: eine Banane

Mittagessen

Hauptmahlzeit: Nudeln mit Hackfleisch

Getränk: ein Glas Wasser oder Saft mit Wasser verdünnt

Abendbrot

Hauptmahlzeit: eine Scheibe trockenes Brot mit einer Dose Fisch in Tomatensoße

Getränk: Tee mit etwas Xylit oder ungesüßt

Donnerstag

Frühstück

Hauptmahlzeit: ein Brötchen mit Räucherlachs bzw. Magerquark und Rapshonig

Getränk: 1 – 2 Tassen Kaffee oder Tee oder ein Glas Saft

Zwischenmahlzeit: vier Walnußkerne

Mittagessen

Hauptmahlzeit: bunter Salat

Getränk: ein Glas Wasser oder Saft mit Wasser verdünnt

Abendbrot

Hauptmahlzeit: Kartoffelsalat mit Magerquark

Getränk: Tee mit etwas Xylit oder ungesüßt

Freitag

Frühstück

Hauptmahlzeit: zwei Scheiben Rosinenbrot mit Butter

Getränk: 1 – 2 Tassen Kaffee oder Tee oder ein Glas Saft

Zwischenmahlzeit: ein Apfel

Mittagessen

Hauptmahlzeit: Tomaten-Suppe

Getränk: ein Glas Wasser oder Saft mit Wasser verdünnt

Abendbrot

Hauptmahlzeit: Heringssalat

Getränk: Tee mit etwas Xylit oder ungesüßt

Samstag

Frühstück

Hauptmahlzeit: Bananenmilchshake

Getränk: 1 – 2 Tassen Kaffee oder Tee oder ein Glas Saft

Zwischenmahlzeit: drei Trockenfeigen

Mittagessen

Hauptmahlzeit: Schweinekotelett mit Rosenkohl

Getränk: ein Glas Wasser oder Saft mit Wasser verdünnt

Abendbrot

Hauptmahlzeit: Magerquark–Pfirsich-Creme

Getränk: Tee mit etwas Xylit oder ungesüßt

Sonntag

Frühstück

Hauptmahlzeit: zwei Scheiben Toastbrot mit Käse bzw. Rapshonig, dazu ein gekochtes Ei

Getränk: 1 – 2 Tassen Kaffee oder Tee oder ein Glas Saft

Zwischenmahlzeit: eine Banane

Mittagessen

Hauptmahlzeit: Kartoffelpuffer mit Apfelmus

Getränk: ein Glas Wasser oder Saft mit Wasser verdünnt

Abendbrot

Hauptmahlzeit: Grapefruitquark

Getränk: Tee mit etwas Xylit oder ungesüßt

3. Woche

Montag

Frühstück

Hauptmahlzeit: Müsli

Getränk: 1 – 2 Tassen Kaffee oder Tee oder ein Glas Saft

Zwischenmahlzeit: eine Kiwi

Mittagessen

Hauptmahlzeit: bunter Salat mit Sojakeimen

Getränk: ein Glas Wasser oder Saft mit Wasser verdünnt

Abendbrot

Hauptmahlzeit: überbackenes Brot mit Thunfisch

Getränk: Tee mit etwas Xylit oder ungesüßt

Dienstag

Frühstück

Hauptmahlzeit: garnierte Muffins

Getränk: 1 – 2 Tassen Kaffee oder Tee oder ein Glas Saft

Zwischenmahlzeit: eine Birne

Hinweis: Das Gebäck kann am Abend gebacken und am Morgen im Toaster aufgewärmt werden.

Mittagessen

Hauptmahlzeit: Feld- und Chicorée-Salat

Getränk: ein Glas Wasser oder Saft mit Wasser verdünnt

Abendbrot

Hauptmahlzeit: Haferflocken mit Vanilleschote

Getränk: Tee mit etwas Xylit oder ungesüßt

Mittwoch

Frühstück

Hauptmahlzeit: Cornflakes mit rosa Grapefruit

Getränk: 1 – 2 Tassen Kaffee oder Tee oder ein Glas Saft

Zwischenmahlzeit: fünf Pflaumen

Mittagessen

Hauptmahlzeit: Sellerie- und Tomatensalat

Getränk: ein Glas Wasser oder Saft mit Wasser verdünnt

Abendbrot

Hauptmahlzeit: gefüllte Paprikaschote mit Spiegelei

Getränk: Tee mit etwas Xylit oder ungesüßt

Donnerstag

Frühstück

Hauptmahlzeit: zwei Scheiben Toastbrot mit Schmelzkäse bzw. Marmelade

Getränk: 1 – 2 Tassen Kaffee oder Tee oder ein Glas Saft

Zwischenmahlzeit: ein Apfel

Mittagessen

Hauptmahlzeit: Steak in Champignonsoße

Getränk: ein Glas Wasser oder Saft mit Wasser verdünnt

Abendbrot

Hauptmahlzeit: Joghurt mit Kiwi und Mandarinen

Getränk: Tee mit etwas Xylit oder ungesüßt

Freitag

Frühstück

Hauptmahlzeit: Milchreis mit Zimt und Rohrzucker

Getränk: 1 – 2 Tassen Kaffee oder Tee oder ein Glas Saft

Zwischenmahlzeit: eine Banane

Mittagessen

Hauptmahlzeit: Lammkeule mit Bohnen

Getränk: ein Glas Wasser oder Saft mit Wasser verdünnt

Abendbrot

Hauptmahlzeit: Erdbeer-Joghurtdrink

Getränk: Tee mit etwas Xylit oder ungesüßt

Samstag

Frühstück

Hauptmahlzeit: Brötchen mit Rührei

Getränk: 1 – 2 Tassen Kaffee oder Tee oder ein Glas Saft

Zwischenmahlzeit: ein Apfel

Mittagessen

Hauptmahlzeit: Hühnerfrikassee

Getränk: ein Glas Wasser oder Saft mit Wasser verdünnt

Abendbrot

Hauptmahlzeit: zwei Scheiben Brot mit Magerquark und Tomate, Gurke oder Radieschen

mit Salz und Pfeffer würzen

Getränk: Tee mit etwas Xylit oder ungesüßt

Sonntag

Frühstück

Hauptmahlzeit: mit Magerquark gefüllte Pfannkuchen

Getränk: 1 - 2 Tassen Kaffee oder Tee oder ein Glas Saft

Zwischenmahlzeit: eine Banane

Mittagessen

Hauptmahlzeit: Steak mit Schwarzwurzel und Petersilienkartoffeln

Getränk: ein Glas Wasser oder Saft mit Wasser verdünnt

Abendbrot

Hauptmahlzeit: Mandarinenkuchen

Getränk: Tee mit etwas Xylit oder ungesüßt

4. Woche

Montag

Frühstück

Hauptmahlzeit: zwei Scheiben Rosinenbrot mit etwas Butter

Getränk: 1 – 2 Tassen Kaffee oder Tee oder ein Glas Saft

Zwischenmahlzeit: ein Apfel

Mittagessen

Hauptmahlzeit: gedünstetes Seezungenfilet

Getränk: ein Glas Wasser oder Saft mit Wasser verdünnt

Abendbrot

Hauptmahlzeit: überbackener Apfel

Getränk: Tee mit etwas Xylit oder ungesüßt

Dienstag

Frühstück

Hauptmahlzeit: ein Brötchen mit Räucherlachs bzw. Magerquark und Rapshonig

Getränk: 1 – 2 Tassen Kaffee oder Tee oder ein Glas Saft

Zwischenmahlzeit: vier Walnußkerne

Mittagessen

Hauptmahlzeit: Zwiebel-Suppe

Getränk: ein Glas Wasser oder Saft mit Wasser verdünnt

Abendbrot

Hauptmahlzeit: Haferflocken mit Vanilleschote

Getränk: Tee mit etwas Xylit oder ungesüßt

Mittwoch

Frühstück

Hauptmahlzeit: zwei Scheiben Toastbrot mit Käse bzw. Magerquark und Marmelade, dazu ein gekochtes Ei

Getränk: 1 – 2 Tassen Kaffee oder Tee oder ein Glas Saft

Zwischenmahlzeit: eine Banane

Mittagessen

Hauptmahlzeit: Scholle mit Spargel

Getränk: ein Glas Wasser oder Saft mit Wasser verdünnt

Abendbrot

Hauptmahlzeit: Orangensalat

Getränk: Tee mit etwas Xylit oder ungesüßt

Donnerstag

Frühstück

Hauptmahlzeit: Milchreis mit Zimt und Rohrzucker

Getränk: 1 – 2 Tassen Kaffee oder Tee oder ein Glas Saft

Zwischenmahlzeit: eine Banane

Mittagessen

Hauptmahlzeit: geschmortes Putenbrustfilet

Getränk: ein Glas Wasser oder Saft mit Wasser verdünnt

Abendbrot

Hauptmahlzeit: Grapefruitquark

Getränk: Tee mit etwas Xylit oder ungesüßt

Freitag

Frühstück

Hauptmahlzeit: garnierte Muffins

Getränk: 1 – 2 Tassen Kaffee oder Tee oder ein Glas Saft

Zwischenmahlzeit: eine Birne

Hinweis: Das Gebäck kann am Abend gebacken oder am Morgen im Toaster aufgewärmt werden.

Mittagessen

Hauptmahlzeit: Möhren-Sellerie-Suppe

Getränk: ein Glas Wasser oder Saft mit Wasser verdünnt

Abendbrot

Hauptmahlzeit: zwei Scheiben dunkles oder normales Brot mit etwas Butter und Tomaten, Gurke oder Radieschen als Auflage

mit Salz und Pfeffer würzen

Getränk: Tee mit etwas Xylit oder ungesüßt

Samstag

Frühstück

Hauptmahlzeit: zwei Scheiben selbstgebackenes Toastbrot mit Schmelz-käse bzw. Rapshonig

Getränk: 1 – 2 Tassen Kaffee oder Tee oder ein Glas Saft

Zwischenmahlzeit: ein Apfel

Mittagessen

Hauptmahlzeit: Kalbsfleischbällchen mit Erbsen und Möhren

Getränk: ein Glas Wasser oder Saft mit Wasser verdünnt

Abendbrot

Hauptmahlzeit: Käseplatte

Getränk: Tee mit etwas Xylit oder ungesüßt

Sonntag

Frühstück

Hauptmahlzeit: Bananenmilchshake

Getränk: 1 – 2 Tassen Kaffee oder Tee oder ein Glas Saft

Zwischenmahlzeit: drei Trockenfeigen

Mittagessen

Hauptmahlzeit: Rotbarsch mit Gemüse und Reis

Getränk: ein Glas Wasser oder Saft mit Wasser verdünnt

Abendbrot

Hauptmahlzeit: Erdbeerjoghurt

Getränk: Tee mit etwas Xylit oder ungesüßt

Anregungen zur Diät und Ernährungsumstellung

Hinweis 1

Nicht ständig etwas essen

Wer Probleme mit seinem Eßverhalten hat, sollte darauf achten, die tägliche Kalorienmenge dauerhaft zu reduzieren. Das erreicht man am leichtesten, wenn man sich an drei Hauptmahlzeiten hält und zwischendurch nichts ißt oder trinkt, Wasser oder ungesüßte Tees bei den Getränken einmal ausgenommen. Wird beispielsweise Kaffee oder Cola getrunken, kann das der Körper das als Nahrungsaufnahme interpretieren. Es besteht die Gefahr, weitere kleine Belohnungen zuzulassen.

Weiterhin kann es bei Zwischenmahlzeiten oder kleinen Ausnahmen passieren, daß man tags darauf zur gleichen Zeit wieder Appetit bekommt. Mit Ausnahmen, sind sie auch noch so klein, macht man es sich also nur unnötig schwer.

Hinweis 2

Der Body-Mass-Index,

kurz BMI, bewertet das Körpergewicht in Relation zur Körpergröße. Anhand des Ergebnisses kann festgestellt werden, ob man untergewichtig, normalgewichtig, übergewichtig oder stark übergewichtig ist.

Der BMI sagt also im Grunde nichts aus, was man vor dem Spiegel nicht sehen würde. Er mag aus wissenschaftlicher Sicht hochinteressant sein, jedoch nützt er beim Gewichtsverlust rein gar nichts. Er zählt zu den Beschäftigungen, die kaum etwas nützen, einen jedoch immer wieder an das Essen denken lassen.

Sich im Spiegel oder auf Bildern zu betrachten bringt für das Durchhaltevermögen einer Diät weit mehr und ist als Ansporn besser geeignet, als zu wissen, wie hoch der BMI ist. Des weiteren hilft gegen Übergewicht einzig und allein weniger essen, nicht irgendwelche mathematischen Formeln.

Machen Sie also aus der Diät keine Wissenschaft!

Hinweis 3

Gewicht zu verlieren ist allgemein keine leichte Sache,

deshalb sollten Sie alles meiden, was die Angelegenheit noch beschwerlicher macht. Hierzu gehört, wie bei Diäten oft üblich und empfohlen, daß Dinge gegessen werden sollen, die man im Grunde nicht mag.

Ein Drink einer Ersatznahrung hat sicher wenig Kalorien, nur hat das eine Portion Rühreier oder ein Schnitzel, beides nur mit Gemüse gegessen, auch.

Es wird oft behauptet, daß Vollkornprodukte länger satt machen. Ob es stimmt, hat wohl kaum einer der Abnehmwilligen ernsthaft überprüft. Ich konnte es bei mir nicht feststellen. Es kam eher auf die Beilagen an. Waren diese zwar kalorienreich aber nährstoffarm, halfen auch Vollkornprodukte nichts. Ich habe ohne Vollkornprodukte abgenommen, denn ich mag sie nur hin und wieder einmal. Auf keinen Fall könnte ich Vollkornbrot oder Vollkornnudeln dauerhaft gegen normales Brot oder normale Nudeln eintauschen. Wenn Sie diese also nicht mögen, lassen Sie sie weg.

Hinweis 4

Heißhunger auf bestimmte Lebensmittel vermeiden

Verzichtet man auf Diätprodukte und nimmt mit normalen Lebensmitteln ab, ist die Chance, das Gewicht nach der Diät zu halten, wesentlich größer,

denn nach einer langen Entbehrungsphase kann Heißhunger auf altge-
wohnte Lebensmittel entstehen. Deshalb sollten Sie während der Diät das
essen, was Sie schon immer gegessen haben (natürlich mit Ausnahme von
Süßigkeiten oder allzu fettreichen oder nährstoffarmen Lebensmitteln), nur
weniger und unter der strengen Auflage, nur drei Mahlzeiten am Tag zu
essen und auf Zwischenmahlzeiten zu verzichten.

Hinweis 5

Geben Sie anderen Leuten kein Geld,

um abzunehmen. Das Einzige, was Sie tun müssen, ist, weniger zu essen,
und das erreichen Sie, indem Sie sich strikt an täglich drei normal große
Mahlzeiten halten. Sie benötigen weder irgendwelche Geräte oder eine
spezielle Ernährung oder Nahrungsergänzungsmittel, noch die Mitglied-
schaft in irgendeiner Gruppe.

Der Kauf spezieller Dinge für die Diät ist meist eine Handlung, um das
Gewissen zu beruhigen und um das Gefühl zu haben, nun aktiv gegen sein
Übergewicht vorzugehen. Damit wird allerdings nicht das eigentliche Pro-
blem angegangen.

Wer meint, der regelmäßige Gang ins Fitneß-Studio wäre die Lösung,
sollte sich fragen, ob er wirklich an Sport interessiert ist, und wenn ja, wa-
rum er sich bisher nicht im Park oder in freier Natur sportlich betätigt hat.
Es geht hier nicht darum, Geld für das Fitneß-Studio zu sparen, vielmehr
sollte man sich fragen, ob man wirklich an Sport interessiert ist, oder ob
das Fitneß-Studio nur eine Form der Beruhigung des Gewissens ist.

Das Leben von einem auf den anderen Tag grundlegend zu ändern gelingt nur selten. Es heißt, der Mensch ist ein Gewohnheitstier. Mit der Diät
zu versuchen, sein Leben umzukrempeln, nur weil man Gewicht verlieren
will, geht oft schief. Sobald die anfängliche Euphorie zu Beginn der Diät
verflogen ist, verfällt man wieder in alte Gewohnheiten. Beispiele dafür
gibt es genug.

Ein Trugschluß ist es, mit Sport oder mehr Bewegung Eßsünden ausgleichen zu können. Man redet sich damit etwas ein, um allzu große Mengen an Nahrung entschuldigen zu können.

Wer sich sportlich betätigen möchte, sollte das gern tun. Es wäre jedoch sinnvoll, wenn Sie dem Gewichtsverlust ein eigenes Kapitel widmen. Sport sollte der Bewegung dienen, kleinere Mahlzeiten dem Gewichtsverlust.

Übergewicht zu verlieren und das Gewicht anschließend zu halten bedarf nur kleinerer Korrekturen in den Eßgewohnheiten. Dazu muß man sich nichts kaufen, das Leben muß nicht umgekrempelt werden, man muß auf nichts verzichten oder etwas essen, was man nicht mag oder etwas tun, was man im Grunde nicht möchte.

Noch viel weniger ist es nötig, Ernährungs- oder Diätexperte zu werden.

Hinweis 6

Achten Sie darauf, was Sie essen!

Auf ungesunde Lebensmittel sollten Sie verzichten, denn sie rufen oftmals Heißhunger hervor. Das Verlangen nach Süßigkeiten kann, wie bereits erwähnt, durch eine Handvoll Rosinen oder einen Teelöffel Honig gestillt werden.

Ebenso können Medikamente Heißhunger auslösen. In diesem Fall sollte man seinen Arzt befragen.

Statt Zucker kann Xylit verwendet werden. Es hat nur 40% der Kalorien von normalem Zucker, schadet den Zähnen nicht und schmeckt nicht anders als normaler Zucker. Allerdings kostet das Kilogramm um die 10,-- Euro (Stand 2016). Xylit - weil es süß ist - kann den Appetit auf andere Süßigkeiten oder gar Heißhunger verhindern.

Beobachten Sie, was nach den Mahlzeiten passiert. Es kann sein, daß gerade kalorien- und fettreiche Mahlzeiten nicht lange sättigen. Dagegen kann ein Mittagessen, welches nur aus Fisch und Gemüse besteht, oder ein Abendessen, bestehend aus Brot, Butter und Auflagen wie Tomaten, Gurke oder Radieschen, mehr Befriedigung geben, als Mittagessen mit Bratwurst oder Abendessen mit Brotauflagen wie Wurst und Käse.

Deshalb ist es wichtig zu beobachten, wie man auf eine bestimmte Mahlzeit reagiert. Spürt man nach einer Stunde schon wieder Hunger oder Appetit, sollte man auf diese Mahlzeit, oder auf Teile davon, verzichten (bei mir lösten Kartoffeln vorzeitige Hungergefühle aus; verzichtet ich auf sie, hielt ich leichter bis zum Abendbrot durch) oder sie nur in seltenen Fällen auf den Speiseplan setzen.

Hinweis 7

Lebenslänglich

Wer einmal sein Eßverhalten nicht kontrollieren konnte, besonders wenn es über einen längeren Zeitraum geschah, muß fortan immer darauf achten, was er ißt und wieviel. Stellen Sie sich Sucht wie ein Gummiband vor. Ist es einmal überzogen, kann es zwar noch verwendet werden, es wird aber mehr oder weniger immer leiern. Hat man seinen Körper aus dem Gleichgewicht gebracht, kann man nicht wieder alles ungeschehen machen. Es ist »kaputt«, wenn man so sagen will. Nicht umsonst müssen trockene Alkoholiker auch noch nach Jahrzehnten vorsichtig sein.

Hatte jemand lange Zeit sein Eßverhalten nicht im Griff, sollte er nie wieder über die Stränge schlagen, denn viel zu leicht verfällt man wieder in alte Eßgewohnheiten und nimmt dann an Gewicht zu. Allgemein wird das als Jo-Jo-Effekt bezeichnet. Selbst nach Jahren, wo das Gewicht gehalten wurde und man sich an die neue und regelmäßige Ernährung gewöhnt hat, besteht die Gefahr, rückfällig zu werden. Es fällt wesentlich leichter, sich gar nicht erst der Versuchung auszusetzen, denn Normalität im Eßverhalten wird auch nach Jahren nicht wieder zurückkehren, wenn man sie in der Vergangenheit nicht im Griff hatte. Man muß sich immer bewußt an strenge Regeln halten.

Daß man jedoch dauerhaft abnehmen kann, zeigen Prominente wie Karl Lagerfeld oder Maria Callas.

Hinweis 8

Nicht versuchen auszuweichen

Mit Ersatzbefriedigungen erzielen Sie kaum ein lang andauerndes Ergebnis. Bestenfalls erreichen Sie damit, einige Kilogramm zu verlieren, die Sie jedoch schnell wieder zunehmen werden. Selbst das Gewicht zu halten, schafft man auf diese Weise kaum.

Ersatzbefriedigungen können vielfältig sein. Manchmal wird viel Kaffee, Cola oder schwarzer Tee getrunken um das Hungergefühl zu unterdrücken, oder man weicht auf kalorienarme Nahrungsmittel wie beispielsweise Popcorn aus. Jemand, der seine Eßgewohnheiten nicht im Griff hat, wird mit dieser Methode nicht glücklich werden.

Ausweichen bedeutet, man hat die Situation, in unserem Fall die Eßgewohnheiten, nicht unter Kontrolle. Der Jo-Jo-Effekt ist vorprogrammiert. Gerade deshalb muß die Diät genutzt werden, um eine Normalität im Eßverhalten zu erreichen, und deshalb sollte während der Diät das gegessen werden, was man gern und schon immer ißt, nur weniger und in der Gesamtmenge möglichst nicht über der empfohlenen Kalorienmenge.

Viele schlanke Menschen werden dicker, wenn Sie mit dem Rauchen aufhören. Als Suchtverlagerung dient dann das Essen. Das ist ein Zeichen, daß diese Leute innerlich der Zigarette nicht völlig abgeschworen haben. Ihnen fehlt etwas, und das wird durch mehr Nahrung ausgeglichen. Fühlt man sich dann unwohl, weil man plötzlich zu den dicken Menschen gehört, kann es durchaus passieren, daß man der Zigarette wieder den Vorzug gibt. Die Sucht in andere Bahnen zu lenken, ist deshalb der falsche Weg.

Die Umstellung der Ernährung muß gewissenhaft und konsequent sein. Hier hilft nur der sprichwörtlich kalte Sprung ins Wasser. Ein Ausweichen auf Ersatz, und damit sind auch Appetitzügler aus der Apotheke gemeint, beinhaltet immer die Gefahr, früher oder später rückfällig zu werden.

Hinweis 9

Essen bedeutet Energie

Es gibt Behauptungen, daß einige so viel essen können, soviel sie wollen, sie nehmen trotzdem nicht zu. Wenn es sich um gesunde Menschen handelt, ist diese Aussage äußerst fragwürdig. Auch diese Körper müssen irgendwo hin mit dem Zuviel an zugeführter Energie. Weiterhin gilt zu bedenken, daß das »Gummiband« (siehe Hinweis 7) nicht unmittelbar überdehnt wird. Es kann einige Zeit dauern, ehe der Körper »aufgibt«, dieses unkontrollierte Eßverhalten als normal einstuft und Fettpolster anlegt.

Ab diesem Zeitpunkt muß man sich damit abfinden, sein Eßverhalten immer kontrollieren zu müssen.

Hinweis 10

Man hat von sich selbst oft eine ganz andere Vorstellung, als es unsere Mitmenschen haben

Übergewichtige verdecken ihren Körper oft mit weiter Kleidung. Sie sind der irrigen Meinung, so wenigstens ein wenig schlanker auszusehen. Doch das ist schlicht falsch gedacht. Selbst wenn mit Kleidung wirksam etwas verdeckt werden könnte, nützt das nur wenig, denn man ist überall dick: an den Fingern, im Gesicht, am Hals, an den Füßen. Das wird von anderen Menschen sehr wohl wahrgenommen, egal, wie sehr man es zu verdecken versucht.

Durch den täglichen Blick in den Spiegel gewöhnt man sich an seinen Anblick. Sieht man sich auf einem Foto, kann das zwar unangenehm sein, es wirkt in den meisten Fällen jedoch nicht wirklich abschreckend. Das geschieht erst, wenn man sich an den Anblick seines Normalgewichts gewöhnt hat.

Dann kann der Blick auf ein altes Foto allerdings schockierend sein.

Hinweis 11

Sich an andere Mahlzeiten gewöhnen

Um Kalorien zu sparen, kann auf bestimmte Beilagen oder Zutaten verzichtet werden. Das kann zum Beispiel die Milch und/oder der Zucker im Kaffee oder Tee sein, die Butter, das zusätzliche Frühstücksei, die Soße oder die Kartoffeln zum Mittagessen.

In vielen Fällen kann Butter gegen Magerquark ausgetauscht werden. Eine große Portion Rosenkohl-Kohlrabi-Gemüse kann beim Mittagessen die Kartoffeln ersetzen.

Statt Zucker sollte, wie bereits in »Hinweis 6« erwähnt, nach Möglichkeit Xylit verwendet werden. Dieser ist in Hinsicht auf Heißhunger weit weniger gefährlich als Süßstoff.

Hinweis 12

Eine Gewichtszunahme erfolgt schleichend,

deshalb ist der Jo-Jo Effekt so gefährlich. Man akzeptiert oft kleinere Gewichtszunahmen und entfernt sich damit immer weiter von seinem Ausgangsgewicht. Deshalb ist es wichtig, sich auch nach dem Erreichen des Wunschgewichtes regelmäßig auf die Waage zu stellen.

Wurde viel Gewicht verloren, kann der Körper auf die Menge der Nahrungsmittel schnell reagieren. So geschieht es häufig, daß man unmittelbar nach der Diät entweder ab- oder zunimmt, je nachdem, wieviel man ißt. Es dauert eine Weile, ehe sich der Körper auf die Zeit nach der Diät einstellt und kleine Sünden verzeiht.

Die Erhöhung der Nahrungsmenge nach Diät-Ende sollte deswegen vorsichtig und kontrolliert angegangen werden.

Hinweis 13

Abgewöhnen heißt weniger leiden

Haben Sie sich Genußmittel wie Bonbons, Schokolade und ähnliche Lek-kereien abgewöhnt, sollten Sie diese auch nach einer erfolgreichen Diät meiden. Zu schnell verfällt man wieder dazu, sie regelmäßig(er) zu essen.

Nun mag man einwenden, daß man sich nicht alles verbieten sollte, daß man einfach ein paar schöne Dinge im Leben braucht. Das ist richtig, nur sollte man den Genuß in seinem schlanken Körper finden. Sich eine Freude zu bereiten muß nicht eine Tafel Schokolade, es kann auch ein Blick in den Spiegel sein. Schaffen Sie es, Ihr Gewicht zu halten, werden Sie auch noch nach Jahren täglich stolz darauf sein. Ich fühlte mich auch nach Jahren noch genauso stolz, wie unmittelbar nach dem Diät-Ende.

Hinweis 14

Es gibt nichts, was Sie für einen schlanken Körper tun können, als abzu-nehmen

Übergewichtig ist man am gesamten Körper: nicht nur im Gesicht, am Bauch oder den Beinen, sondern auch an den Fingern oder an den Füßen.

Es mag viele Stellen am Körper geben, wo man gern schneller oder mehr abnehmen möchte. Doch der Körper hatte – aufgrund des Eßverhal-tens – die Fettpolster angelegt, und man kann sich sicher sein, daß er schon wissen wird, wie er sie wieder abbaut.

Unsere Aufgabe während der Diät soll es sein, den Körper mit gesunden Nahrungsmitteln zu versorgen. Um alles andere kümmert er sich selbst (sofern er gesund ist). Darauf sollte man vertrauen. Mischen Sie sich deshalb nicht ein! Sie müssen nur lange genug regelmäßig und weniger essen, dann nehmen Sie am gesamten Körper gleichmäßig ab.

Sehen Sie sich Schönheitsoperationen an. Was nützen sie im Gesicht, wenn der gesamte Körper alt ist? Man wird (und wirkt!) dadurch nicht einen einzigen Tag jünger. Nicht anders ist es beim Fettabsaugen. Will man schlank sein, muß der gesamte Körper entfettet werden, nicht nur ein bestimmter Bereich.

Hinweis 15

Die Diät sollte während der Phase des Abnehmens nicht, bestenfalls nur unwesentlich geändert werden

Wird morgens eine Tasse Kaffee getrunken, dann sollte man ein paar Tage später nicht zwei Tassen trinken. Ißt man zum Frühstück ein Brötchen oder eineinhalb Scheiben Toast, sollte dabei geblieben werden, so sehr es einen an manchen Tagen auch nach mehr verlangt.

Nicht anders beim Mittagessen oder Abendbrot. Sollten Sie tatsächlich kurz nach einer Mahlzeit Hunger bekommen, obwohl sie gesunde Lebensmittel gegessen haben, ziehen Sie nach dem Frühstück das Mittagessen und nach dem Mittagessen das Abendbrot vor. Es kam bei mir während der Diät hin und wieder vor, daß ich das Abendbrot bereits zwei Stunden nach dem Mittagessen zu mir nahm, und es danach bis zum Zubettgehen ohne weitere Nahrung leicht aushielt.

Hinweis 16

Essen Sie während der Diät nichts, was Sie nicht mögen, sondern das, was Sie schon immer gegessen haben

Es ist sinnlos, auf Knäckebrot umzusteigen, wenn man nach der vierten Scheibe immer noch Hunger hat. Man kann ebenso mit ganz normalem Brot, belegt mit Käse oder Fisch bzw. bestrichen mit Magerquark und garniert mit Tomaten, Gurken, Radieschen oder Apfelscheiben abnehmen. Der Vorteil dabei ist, nach zwei Scheiben relativ satt zu sein.

Zwei Scheiben Brot werden Ihnen eher die Vorstellung einer normalen Mahlzeit vermitteln. Knäckebrot hat schon optisch den Anschein, daß Sie gerade auf Diät sind und hungern müssen.

Wenn Sie früher gern Brot mit Butter bzw. Margarine, Wurst und Tomaten gegessen haben, lassen Sie die Wurst weg, ersetzen Sie die Butter mit Magerquark und auf diese Weise essen Sie immer noch das, was Sie bisher gern gegessen haben – und nehmen viel weniger Kalorien zu sich.

Zum Mittagessen können Sie auf Kartoffeln verzichten, und essen mit Fleisch bzw. Fisch und Gemüse immer noch das, was Sie schon immer aßen. Sie sollten optisch gar nicht groß daran erinnert werden, daß Sie auf Diät sind.

Hinweis 17

Kleine Veränderungen können verheerende Auswirkungen haben

Wird man eingeladen und bekommt eine Tasse Kaffee, ein paar Kekse oder ein Stück Kuchen angeboten, mag das von den Kalorien her nicht bedenklich sein, gegebenenfalls könnte zu einer anderen Mahlzeit weniger gegessen werden. Doch dieser kleine Ausrutscher, wo man nicht nein sagen wollte, kann dazu führen, daß man es ein paar Stunden später vor Heißhunger kaum aushält. Man will dann unbedingt noch etwas essen.

Daran könnte sich auch am darauffolgenden Tag wenig ändern. Man hat zu einer Zeit etwas gegessen, wo der Magen daran gewohnt war, geduldig auf neue Nahrung zu warten. Nun weiß er, daß es auch Ausnahmen geben kann und verlangt danach. Nicht mit Hunger, vielmehr mit Appetit.

So kann es einige Zeit dauern, ehe sich wieder Normalität einstellt. In diesen Tagen quält man sich oft wie zu Beginn einer Diät. Mit einer kleinen Zwischenmahlzeit kann man es sich also unnötig schwer machen - und das für nur wenige Minuten Genuß.

Essen Sie deshalb nicht aus Höflichkeit!

Hinweis 18

Nehmen Sie Forschungsergebnisse nicht ganz so ernst

Es wirkt entmutigend, wenn man hört, daß in den ersten Tagen oder Wochen nur Wasser abgenommen wird. Hat man zwei Kilogramm verloren und hält anschließend dieses Gewicht, war es sicher nicht nur Wasser, was abgenommen wurde.

Nach einer Wassertablette (z.B. Furosemid) ist der Erfolg auf der Waage durch den Wasserverlust beträchtlich. Innerhalb weniger Stunden kann man durchaus 2 kg weniger wiegen. Doch diese zwei Kilogramm sind am anderen Tag voll und ganz wieder da. Hier zeigt sich deutlich, was passiert, wenn der Körper nur Wasser ausscheidet.

Hinweis 19

Lassen Sie sich nicht irritieren

Jede Diät empfiehlt etwas anderes. Beispielsweise soll abends kein Obst oder ab 18 Uhr gar nichts mehr gegessen werden, man soll Sport treiben, damit kein Muskelgewebe abgebaut wird usw.

Diese Ratschläge mögen nicht verkehrt sein, es ist jedoch in erster Linie wichtig, die tägliche Kalorienzufuhr zu reduzieren. Das erreicht man am leichtesten, indem man sich strikt an täglich drei normalgroße Mahlzeiten hält und auf sämtliche Zwischenmahlzeiten verzichtet.

Obst und Gemüse sind wichtig für den Körper. Wenn Sie aus irgendeinem Grund tagsüber nicht dazu kamen, Vitamine zu sich zu nehmen, dann sollten Sie abends nicht darauf verzichten, nur weil einige Diäten davon abraten.

Hinweis 20

»Man sollte täglich zwei bis drei Liter trinken.«

Ein Satz, den man immer wieder hört. Es kann durchaus den Anschein erwecken, daß man mit frischem Obst genügend Flüssigkeit zu sich nimmt.

Als sicher gilt, daß der Körper in den Fettzellen Giftstoffe lagert. Verschwinden diese Fettzellen (bzw. werden diese kleiner), müssen die Giftstoffe aus dem Körper befördert werden. Dazu braucht der Körper Wasser. Deshalb ist regelmäßig (nicht übermäßig viel) trinken wichtig.

Der Körper reinigt sich mit einfachem Wasser am besten (man wäscht sich ja auch nicht mit Tee oder Cola). Hilfsmittel wie Nahrungsergänzungsmittel für die Entgiftung sollten nicht benutzt werden, statt dessen sollte man darauf vertrauen, daß der Körper schon weiß, was ihm guttut und was zu machen ist. Stellen Sie ihm mit frischem Obst, Gemüse und Wasser nur die Mittel zur Entgiftung bereit.

Hinweis 21

Überstürzen Sie nichts

Zu Beginn einer Diät sollte zwar wenig, aber nicht zu wenig gegessen werden. So gewöhnt sich der Körper langsam daran, weniger Nahrung zu bekommen. Das fällt sicher am Anfang nicht leicht, denn meist will man sein Gewicht möglichst schnell verlieren.

Doch wie schnell Gewicht verloren wird, bestimmt allein der Körper. Deswegen sollte das Hauptaugenmerk nicht auf den Gewichtsverlust, sondern in der regelmäßigen Nahrungsaufnahme liegen. Sie sollten während der Diät so essen, wie Sie sich vorstellen können, auch nach der Diät essen zu können. **Der einzige Unterschied während und nach der Diät sind die etwas größeren Mahlzeiten.**

Der Körper hat mit Übergewicht viel mehr Arbeit als mit normalem Gewicht. Unterstellen wir, daß der Körper »denkt«, kann also davon ausgegangen werden, daß der Körper selbst das Normalgewicht anstrebt. Er wird alles in seiner Macht Stehende tun, um Fettpolster verschwinden zu lassen. Ihn mit der »Peitsche« antreiben, indem sehr wenig gegessen wird, wirkt sich eher nachteilig aus.

Hinweis 22

Niemals auf die harte Tour

Fasten oder die Umstellung auf reine Rohkost kann zu Heißhunger führen, den man irgendwann nicht mehr unter Kontrolle halten, und deshalb schnell zum Abbruch einer Diät führen kann. Nicht selten stopft man sich dann mit Dingen voll, die man vor der Umstellung nicht - oder nur in Maßen - gegessen hätte.

Bei irgendwelchen Diätdrinks können die Auswirkungen ähnlich sein. Der Appetit auf ein Stück Fleisch, einem Frühstücksei oder einer Scheibe Brot kann übermäßig groß werden.

Lassen Sie es nicht dazu kommen! Es mag Leute geben, die gut mit derartigen Diäten zurechtkommen. Bei den meisten ist das allerdings nicht der Fall. Erfolgreich wird man sein, wenn einfach nur weniger gegessen wird, und sonst keine großartigen Veränderungen vorgenommen werden. Dann muß nach der Diät nur die Nahrungsmenge in Form von größeren Portionen erhöht werden.

Hinweis 23

Wie verhindern Sie den Jo-Jo-Effekt?

Einfache Antwort: Gar nicht, weil es so etwas wie den Jo-Jo-Effekt eigentlich nicht gibt. Dieser Begriff ist eine Entschuldigung für Leute, die nach einer Diät wieder in alte Eßgewohnheiten zurückgefallen sind. Passiert das, muß man die Schuld der Gewichtszunahme nicht auf die Diät oder einen Jo-Jo-Effekt schieben. Bären und andere Wildtiere, die sich für den Winter Speck anfressen, werden auch nicht jedes Frühjahr dicker.

Sicher hat die Angst vor einem Jo-Jo-Effekt schon viele Leute von einer Diät abgehalten. Das ist schade, denn die Diät soll nur dazu dienen, Gewicht zu verlieren. **Es ist nicht Aufgabe der Abnehm-Diät, das Gewicht dauerhaft zu halten!**

Das geschieht allein durch die Ernährungsumstellung. Und diese ist am leichtesten durchzuhalten - ich weiß, ich wiederhole mich -, wenn man sich streng an täglich drei Mahlzeiten hält, diese Mahlzeiten normalgroße Portionen sind und auf Zwischenmahlzeiten verzichtet, was übrigens auch für den Mundraum und die Zähne eine Verschnaufpause bedeutet.

Schlußwort

Wie ist es nun, wenn man für den Rest seines Lebens mehr oder weniger Diät halten muß? Nach einigen Jahren Erfahrung kann ich sagen, es ist so lange relativ leicht, bis man wieder Nahrungsmittel zuläßt, die wir im Grunde nicht brauchen. Man gewöhnt sich daran, keine Schokolade oder kein Eis mehr zu essen. Es wird zur Normalität.

Diese Normalität findet jedoch ein jähes Ende, wenn man in alte Eßgewohnheiten zurückfällt. Da hilft auch eine jahrelange Umstellung nichts. Ist man wieder einmal »auf die schiefe Bahn« gekommen, kann es äußerst schwerfallen, wieder zur alten Normalität zurückzufinden. Wenn das nicht gelingt, geht es los: Plötzlich wiegt man zwei Kilogramm mehr, akzeptiert mehr oder weniger, daß das nicht allzu schlimm ist, nimmt wieder etwas zu und so weiter. Letztendlich steht man wieder da, wo man angefangen hat.

Ich habe schon einige Diäten hinter mir, doch langfristiger Erfolg war mir nur bei der Methode beschert, die ich Ihnen in diesem Buch vorgestellt habe. So gern ich Ihnen auch etwas anderes sagen möchte, ich denke nicht, daß es einen anderen Weg gibt, als die lebenslange Kontrolle seines Eßverhaltens.

Eine Diät kann noch so vielversprechend aussehen, noch so überzeugend klingen, sie hilft lediglich, um das Gewicht zu verlieren. Leider ist das nur die halbe Miete. Die Umstellung auf normale Lebensmittel nach Diät-Ende ist ein viel zu großer Schritt, als daß man ihn ignorieren könnte.

Natürlich klingt alles viel leichter, als es umzusetzen ist. Aus eigener Erfahrung kann ich Ihnen jedoch sagen, daß es nach den ersten drei, vier Tagen auf Jahre hinaus leichter fällt, als man es vielleicht vermutet. Man kann auch ohne Schokolade oder Bonbons leben. Es ist mir heute möglich, durch die Süßigkeitenabteilung des Supermarktes zu gehen, ohne auch nur den geringsten Wunsch zu verspüren, aus dieser Abteilung irgend etwas in den Einkaufswagen zu legen. Irgendwann - nach eben diesen Tagen der

Umgewöhnung - kreisen die Gedanken nicht mehr um solche Dinge. Und das wird so bleiben, auch nach der Diät, aber es wird sich ändern, sobald man diese Lebensmittel wieder zuläßt.

Es gibt so viele Dinge, die ich nie essen würde. Krabben zum Beispiel, oder Tintenfisch. Nun gehören Süßigkeiten eben dazu (wenn auch unfreiwillig, aber es gibt ja Alternativen). Nur ein paar Dinge mehr zu den vielleicht über hundert, die ich nicht esse. Es bricht also nicht das ganze Leben zusammen, so schwer einem das vor der Diät auch vorkommen mag.

Einen schlanken Körper genießt man bewußt und täglich auch noch nach Jahren des Gewichtsverlustes. Das mag bei Leuten, die schon immer schlank waren, anders sein. Leute, die stark übergewichtig waren, haben ja diesbezüglich andere Erfahrungen. Dieser Stolz macht den Verzicht auf ungesunde Lebensmittel auch noch nach Jahren leicht.

Die Gefahr, rückfällig zu werden, wird immer präsent sein. Ich denke, entwöhnte Raucher oder Alkoholiker werden auch hin und wieder denken, wie toll es jetzt wäre, eine Zigarette zu rauchen oder ein kühles Bier zu trinken, selbst mit dem Wissen der Gründe, weshalb sie sich zum Verzicht entschlossen hatten. Man kommt nicht umhin, irgendwo Zigarettenrauch einzuatmen oder Alkohol zu riechen. Eßsüchtigen wird es nicht anders ergehen. Überall lauern Verlockungen. Nur ist der generelle Verzicht leichter, als nach einer Sünde wieder zurück zu den neuen Gewohnheiten zu finden. Die Erfahrung hat es mir einfach zu oft gezeigt, um daraus nicht meine Lehren gezogen zu haben.

Der häufige Gedanke und die Vorfreude auf die nächste Mahlzeit werden mehr und mehr verschwinden, allerdings nie vollständig. Machen Sie sich mit einem Fehltritt nicht alles wieder kaputt! Scheuen Sie nicht eine lebenslange Kontrolle des Eßverhaltens. Ein Alkoholiker, der gern trocken sein möchte, sagt auch nicht: »Oh Gott, das ganze restliche Leben soll dann nüchtern ablaufen?« Wenn Sie damit nicht klarkommen, sollten Sie besser bei Ihrem bisherigen Gewicht bleiben. Das ständige Auf und Ab ist für Körper und Geist vielleicht schlimmer, als das Übergewicht selbst.

Ich wünsche Ihnen viel Erfolg!
Ihre Anna Jung

Rezepte

(alphabetisch geordnet)

Bananenmilchshake

Zutaten:

½ Banane
100 ml Milch (1,5% Fett)
1 EL gemahlene Mandeln
15 g Haferflocken
1 TL Rohrzucker
1 Päckchen Vanillepulver

Zubereitung:

Alle Zutaten in ein Schälchen geben und mit dem Mixer gut durchmixen, so daß eine dickflüssige Masse entsteht.

Anschließend in ein Glas füllen.

Brötchen mit Rührei

Zutaten:

1 Brötchen
2 Eier
1 EL Milch (1,5% Fett)
1 TL Öl
Schnittlauch
Salz und Pfeffer

Zubereitung:

Eier und Milch in ein Schälchen geben und gut mit einer Gabel zerschlagen. Öl in einer Pfanne erhitzen und die zerschlagenen Eier zugeben. Mit fein gehacktem Schnittlauch bestreuen und braten lassen.

Ab und zu gut umrühren.

Brötchen halbieren und mit Rührei belegen.

Bunter Salat

Zutaten:

30 g verschiedene Salate
1 großer Champignon
1 Tomate
1 TL Zitronensaft
1 TL gehackte Petersilie

Zubereitung:

Den Salat waschen und zerkleinern. Champignon putzen und in Scheiben schneiden, ebenso die Tomate. Champignon mit Zitronensaft beträufeln, damit er nicht dunkel wird.

Zutaten: für Salatsoße

1 EL Magerquark
1 TL Tomatenketchup
½ TL gehackte Petersilie
Zitronensaft, Salz, Pfeffer und Paprikapulver

Zubereitung:

Magerquark mit Ketchup in einer Schüssel verrühren, mit Zitronensaft, Salz, Pfeffer und Paprika abschmecken, noch einmal verrühren und mit gehackter Petersilie bestreuen. Die Soße über den Salat gießen und gut verrühren.

Kann als Beilage zu Fleischgerichten serviert werden.

Bunter Salat mit Sojakeimen

Zutaten:

20 g Sojakeime
½ kleine rote Paprika
½ kleine grüne Paprika
3 Salatblätter
1 TL Sojasoße
1 TL Zitronensaft
Pfeffer

Zubereitung:

Paprikaschoten waschen und kleinschneiden. Sojakeime 3 Minuten in kochendem Wasser blanchieren, danach abtropfen und abkühlen lassen und mit dem Paprika mischen. Mit den Salatblättern auf einen Teller anrichten.

Sojasoße, Zitronensaft und Pfeffer in einer Soßenschüssel verrühren über dem Salat verteilen.

Cornflakes mit rosa Grapefruit

Zutaten:

70 g Cornflakes
150 ml Milch (1,5% Fett)
½ rosa Grapefruit

Zubereitung:

Cornflakes in ein Schälchen geben und mit warmer Milch übergießen.
Dazu die geschälte Grapefruit geben.

Erdbeerjoghurt

Zutaten:

100 ml fettarmer Joghurt
70 g Erdbeeren
1 Päckchen Vanillezucker
1 – 2 TL Rohrzucker
2 Blätter frische Minze

Zubereitung:

Die gesäuberten Erdbeeren samt den restlichen Zutaten (mit Ausnahme der Minze) in ein Schälchen geben und mit dem Stabmixer zerkleinern.

Alles in zwei kleine Schälchen füllen und mit der Minze garnieren.

Erdbeer-Joghurtdrink

Zutaten:

125 ml Joghurt (0,1% Fett)
50 ml Milch (1,5% Fett)
80 g Erdbeeren
1 EL flüssiger Süßstoff

Zubereitung:

Erdbeeren waschen, alle Zutaten zugeben und mit dem Pürierstab mixen.
Danach in ein Glas füllen und kalt trinken.

Feld- und Chicorée-Salat

Zutaten:

30 g Feldsalat
½ Stange Chicorée
1 kleiner Apfel
1 TL Zitronensaft
3 EL Joghurt
1 EL Ketchup
1 TL gehackte Petersilie
Paprikapulver und Pfeffer

Zubereitung:

Salat und Apfel waschen, Chicorée und den geschälten Apfel in kleine Stücke schneiden und mit Zitronensaft betupfen, damit sie nicht dunkel werden. Für die Soße Joghurt wird Ketchup und Petersilie vermischt und mit Paprikapulver und Pfeffer abgeschmeckt.

Das Ganze mit dem Feldsalat auf einem Teller anrichten und mit der Soße übergießen.

Garnierte Muffins

Zutaten: für die Muffins

50 g Mehl
1 TL Backpulver
1 EL Rohrzucker
1 TL Butter
50 ml Milch (1,5% Fett)
½ TL Zimt
½ Päckchen Vanillepulver

Füllung:

2 Trockenfeigen
30 g Magerquark

Zubereitung:

Etwas Milch in einen Topf geben, leicht erwärmen und den Zucker drin auflösen. Alles in eine Schüssel geben, die restliche Milch, Mehl, Backpulver, Vanillepulver, Zimt und Butter dazugeben und alles zu einem glatten Teig vermischen.

Die Muffin-Backformen mit wenig Butter einfetten und mit Mehl bestäuben. Den Teig in die Backform füllen und in den auf 200°C vorgeheizten Backofen 20 Minuten backen.

Muffins aus der Form lösen und lauwarm mit dem Magerquark und den kleingeschnittenen Trockenfeigen anrichten.

Gedünsteter Rotbarsch

Zutaten:

1 Stück Rotbarsch (oder anderer Fisch)
30 g Naturreis
1 kleine Zwiebel
1 kleine Möhre
1 kleiner Porree
1 Stange Sellerie
1 Kräutersträußchen
30 ml trockener Weißwein
1 TL Öl
1 TL gehackte Petersilie
Salz und Pfeffer

Zubereitung:

Den Naturreis waschen und bei kleiner Hitze in doppelter Menge Wasser 50 Minuten kochen lassen, bis das Wasser verkocht ist. Zwischendurch umrühren. Wenn das Wasser zu schnell verkocht, immer etwas warmes Wasser zugeben.

Gemüse waschen, in etwa 3 cm breite Streifen schneiden und kurz im Öl anbraten. Das gebratene Gemüse in eine Auflaufform geben, den gesäuberten Fisch, den Weißwein und das Kräutersträußchen dazugeben und gut würzen.

Backofen auf 150° C vorheizen und alles 20 – 30 Minuten backen lassen. Den Reis, das Gemüse und den Fisch auf einen Teller geben und mit Petersilie garnieren.

Den Bratensud über das Gericht geben.

Gedünstetes Seezungenfilet

Zutaten:

200 g Seezungenfilets
1 kleiner Apfel
1 kleine Zwiebel
1 EL Öl
¼ Glas Weißwein
½ Porree
150 g Möhren

Zubereitung:

Möhren und Porree waschen, schälen, in Ringe schneiden, in einen Topf geben und mit Wasser übergießen, dann 15 Minuten kochen.

Die Seezungenfilets auf das Gemüse geben und 5 Minuten langsam dünsten lassen.

Die Zwiebel schälen und kleinhacken, in einen Topf geben und in Öl angedünsteten. Den Apfel waschen, schälen und in Streifen schneiden. Apfel und Weißwein zu der Zwiebel geben und 3 - 5 Minuten kochen lassen.

Die Zwiebel mit dem Apfel auf den Fisch verteilen und mit der Weißweinsoße übergießen.

Gefüllte Paprikaschote mit Spiegelei

Zutaten:

1 Ei
1 TL Öl
1 kleine Tomate
1 kleine rote Zwiebel
½ mittelgroße Paprikaschote
40 g Naturreis
1 TL Tomatenmark
½ TL gehackte Petersilie
Salz, Pfeffer und Paprikapulver

Zubereitung:

Den Naturreis waschen und bei kleiner Hitze in der doppelten Menge Wasser 30 - 40 Minuten kochen. Tomaten waschen und in kleine Stücke schneiden, Zwiebel schälen und in Würfel schneiden, alles in eine Pfanne geben und mit 1 TL Öl andünsten. Tomatenmark und Gewürze zugeben und verrühren. Den weichgekochten Reis zu den gedünsteten Tomaten geben und gut verrühren. Die gesäuberte und entkernte Paprikaschote mit der Tomatenreismasse füllen.

Die gefüllte Paprikaschote in eine Auflaufform geben und mit etwas Wasser begießen. Im Backofen bei 180 °C 20 Minuten backen. Öl in eine Pfanne geben, erhitzen und die Eier darin braten.

Die gefüllte Paprikaschote halbieren und auf einen Teller anrichten, das Spiegelei plazieren und mit Petersilie garnieren.

Gefüllte Zucchini mit Putengeschnetzeltes

Zutaten:

1 kleine Zucchini
30 g Naturreis
1 kleine Zwiebel
1 Tomate
1 Knoblauchzehe
100 g Putenfleisch
1 TL Öl
1 TL Gemüsebrühe
1 Glas Wasser
1 TL Tomatenmark
Salz, Pfeffer, Thymian und Majoran

Zubereitung:

Den Naturreis waschen und bei kleiner Hitze bis zu einer Stunde kochen. Das Wasser sollte sich dann reduziert haben. Die Zucchini aushöhlen, das Zucchinifleisch in Würfel schneiden, die geschälte Zwiebel und den Knoblauch mit etwas Öl in einer Pfanne braten, die kleingehackten Tomaten dazugeben und zwei Minuten garen.

Anschließend wird der Reis dazugegeben, alles gut umgerührt und mit Salz, Pfeffer, Thymian und Majoran gewürzt.

Das Putenfleisch in kleine Stücke schneiden und mit Öl in einer Pfanne kurz anbraten. Das Fleisch mit der Reismasse vermischen und damit die ausgehöhlten Zucchini füllen. Die Zucchini dann in eine Backform legen.

Das Tomatenmark mit Wasser und Gemüsebrühe vermischen und langsam über die Zucchini gießen. Den Backofen auf 180 °C vorheizen und anschließend alles 20 – 30 Minuten backen. Die gebackenen Zucchini auf einen Teller anrichten und mit Soße übergießen.

Gemüse-Suppe

Zutaten:

160 g Porree
1 Zwiebel
½ Stange Bleichsellerie
1 TL gehackte Petersilie
1 TL Gemüsebrühe
1 Kräutersträußchen
500 ml Wasser
Salz und Pfeffer

Zubereitung:

Gemüse waschen, schälen, kleinschneiden und in einen Topf mit Wasser geben. Kräutersträußchen und Gemüsebrühe zugeben und 30 Minuten kochen lassen. Kräutersträußchen aus dem Topf nehmen und die Suppe kurz mit einem Stabmixer durchmixen.

Mit Salz und Pfeffer abschmecken und mit der Petersilie garnieren.

Dazu kann eine Scheibe Toastbrot serviert werden.

Geschmortes Putenbrustfilet

Zutaten:

1 Putenbrustfilet (ca. 100 g)
50 ml trockener Wein
1 Zwiebel
1 TL Öl
½ Bund Schnittlauch
1 EL magere Schlagsahne
150 g Rosenkohl
½ Kohlrabi
½ TL Gemüsebrühe
Salz und Pfeffer

Zubereitung:

Das Fett in einen Bräter geben und erhitzen. Das Fleisch mit Salz und Pfeffer würzen und auf beiden Seiten anbraten. Ein Glas Wasser, den Wein, die Zwiebel und den Schnittlauch kleinhacken und dazugeben. Alles 15 – 20 Minuten schmorenlassen.

Rosenkohl von den gelben Blättern befreien und waschen, Kohlrabi schälen und in Stücke schneiden, beides in einen Topf geben, Wasser zufügen, und bis 20 Minuten kochen lassen.

Das Fleisch herausnehmen, das Gemüse und den Sud durchsieben, mit Salz und Pfeffer abschmecken.

Fleisch und Gemüse auf Teller anrichten mit Soße übergießen.

Grapefruitquark

Zutaten:

½ rosa Grapefruit
100 g Magerquark
10 Himbeeren
1 EL Rohzucker
Pfefferminzblätter

Zubereitung:

Grapefruit schälen und enthäuten, so daß nur das Fruchtfleisch bleibt, und in eine Schüssel geben. Himbeeren säubern und zu der Grapefruit geben. Magerquark und Rohzucker ebenfalls zugeben, mit einem Mixer mixen, in ein Schälchen füllen und kaltstellen.

Vor dem Verzehr mit Pfefferminzblättern garnieren.

Grieß mit Aprikosen

Zutaten:

200 ml Milch (1,5% Fett)
25 g Weizengrieß
1 Aprikose aus der Dose
1 Päckchen Vanillezucker
1 TL Xylit
1 TL blättrige Mandeln

Zubereitung:

Die Milch mit dem Vanillezucker aufkochen, den Weizengrieß unterrühren und ein bis zwei Minuten kochen. Ständig umrühren, damit nichts anbrennt. Den Grießbrei in ein Schälchen füllen.

Die Aprikose und ein Teelöffel Saft mit einem Stabmixer durchmixen und auf den Grießbrei verteilen. Die blättrigen Mandeln in einer Pfanne mit dem Xylit rösten und über die zerkleinerten Aprikosen geben.

Haferflocken mit Vanilleschote

Zutaten:

150 ml Milch (1,5% Fett)
25 g Haferflocken
1 kleine Vanilleschote
1 Tropfen Mandelaroma
1 TL Rohzucker

Zubereitung:

Die Milch aufkochen, Haferflocken zugeben und gut vermischen. 1 Minute kochen lassen, danach vom Herd nehmen. Die Vanilleschote lang durchschneiden, auskratzen und zu dem Haferschleim geben, ebenso das Mandelaroma und den Zucker.

Alles gut verrühren, in ein Schälchen füllen und kalt anrichten.

Heringssalat

Zutaten:

2 ganze, marinierte Heringsfilets
1 kleiner Apfel
1 EL Zitronensaft
3 EL Joghurt (0,1% Fett)
1 TL gehackte Petersilie
1 kleine Zwiebel
40 g Kresse
2 Scheiben Schwarzbrot
Pfeffer

Zubereitung:

Den Apfel waschen, in kleine Stücke schneiden und entkernen. Die Zwiebel schälen, kleinschneiden und alles in eine Schüssel geben. Heringsfilets in mundgerechte Stücke schneiden und zu dem kleingeschnittenen Apfel und der Zwiebel geben.

Mit Zitronensaft, Joghurt, Pfeffer und die Hälfte der Petersilie vermischen. Die Kresse auf einen Teller verteilen und den Heringssalat dazugeben.

Mit der restlichen Petersilie garnieren und mit einer Scheibe Schwarzbrot anrichten.

Hühnerbrust mit Reis

Zutaten:

150 g Hühnerbrust
80 g Naturreis
150 g Cocktailtomaten
1 Scheibe Ananas aus der Dose
½ Zwiebel
½ Apfel
1 Kräutersträußchen
1 Knoblauchzehe
1 EL Öl
½ TL Petersilie
Curry, Pfeffer

Zubereitung:

Reis nach Packungsaufdruck kochen und die Tomaten häuten. Die Zwiebel schälen, kleinschneiden und in Öl andünsten. Die Hühnerbrust zugeben und auf beiden Seiten goldbraun braten. Tomaten, Apfelstücke, Kräutersträußchen, Knoblauch, Curry und 3 EL Wasser dazugeben und 30 Minuten zugedeckt schmorenlassen.

Kräutersträußchen und Hühnerbrust herausnehmen. Die Soße mit einem Pürierstab mixen und mit Pfeffer abschmecken.

Das Fleisch und den Reis auf einem Teller anrichten, Soße dazugeben, die Ananasscheibe darauflegen und mit der gehackten Petersilie bestreuen.

Hühnerfrikassee

Zutaten:

150 g Hühner- oder Putenbrust
40 g Naturreis
150 g frische Champignons
1 TL Öl
2 EL Erbsen aus der Dose
2 EL Mais aus der Dose
1 kleines Glas Spargel
1 TL Gemüsebrühe
1 TL Zitronensaft
1 Prise Muskat
1 TL gehackte Petersilie

Zubereitung:

Den Naturreis waschen und in der doppelten Menge Wasser 30 - 40 Minuten kochen lassen. Champignons säubern, kleinschneiden und mit Öl andünsten. Die kleingeschnittene Hühnerbrust zugeben und 10 Minuten braten lassen.

Etwas Wasser zugeben und 20 Minuten auf kleiner Stufe garen. 1 EL Mehl mit etwas Milch verrühren und zu Champignons und Hühnerbrust geben.

Alles gut vermischen, wenn es zu dick ist, etwas warmes Wasser zugeben. Mit Gemüsebrühe, Zitronensaft, Petersilie und Muskat würzen.

Zum Schluß Erbsen, Mais und den kleingeschnittenen Spargel zugeben, kurz aufkochen lassen und mit Reis anrichten.

Joghurt mit Kiwi und Mandarinen

Zutaten:

150 ml fettarmer Joghurt
2 Kiwis
2 kleine Mandarinen
1 EL Zucker (besser: Xylit)

Zubereitung:

Die Kiwis schälen und in kleine Stücke schneiden, Mandarinen filetieren, zu dem Joghurt geben und gut verrühren.

Mit Süßstoff, Zucker oder Xylit abschmecken und kalt anrichten.

Kalbsfleischbällchen mit Erbsen und Möhren

Zutaten:

100 g Kalbsgehacktes
1 EL gehackte Petersilie
1 TL gehackter Schnittlauch
1 kleine Zwiebel
125 g Möhren
100 g Erbsen
1 TL Öl
1 TL Butter
1 TL Crème fraîche
½ TL Gemüsebrühe
Salz und Pfeffer

Zubereitung:

In einen Topf die kleingeschnittenen Möhren und Erbsen geben, mit Wasser auffüllen und bis zu 20 Minuten kochen. Das Hackfleisch in eine Schüssel geben, sowie 1 EL Petersilie, Schnittlauch und die feingehackte Zwiebel. Alles würzen und gut vermischen.

Daraus vier Fleischbällchen formen und diese in eine Pfanne in heißem Öl braten. Die Hälfte des Wassers abgießen, Crème fraîche und Butter zugeben, mit Gemüsebrühe, Salz und Pfeffer abschmecken.

Die Fleischbällchen und die restliche Petersilie zugeben und 5 Minuten kochen.

Warm anrichten.

Kartoffelpuffer mit Apfelmus

Zutaten:

3 große Kartoffeln
1 EL Apfelmus
1 EL Mehl
1 Ei
2 EL Öl
1 Prise Salz

Zubereitung:

Kartoffeln schälen und reiben. Mehl, Ei und Salz zugeben und gut verrühren. Öl in eine Pfanne geben, erhitzen und die Kartoffelpuffer darin braten.

Mit dem Apfelmus verzehren.

Kartoffelsalat mit Magerquark

Zutaten:

1 Scheibe gekochter Schinken ohne Fett
1 Scheibe gekochte Putenbrust
1 Scheibe magerer, geräucherter Schinken
70 g Kartoffeln
1 EL Magerquark
1 TL Kresse
1 TL gehackte Petersilie
Salz und Pfeffer

Zubereitung:

Kartoffeln schälen und bis zu 20 Minuten kochen, danach abgießen und abkühlen lassen. Magerquark und Petersilie zu den kleingeschnittenen Kartoffeln geben, vermischen und mit Salz und Pfeffer abschmecken.

Das Fleisch und den Kartoffelsalat auf einen Teller anrichten und mit etwas Kresse garnieren.

Käseplatte

Zutaten:

1 Baguette oder Vollkornbrötchen
20 g magerer Käse
20 g magerer Kräuterquark
20 g magerer Weichkäse
2 Blatt Salat (z.B. Regular-, Eisberg- oder Feldsalat)
1 kleine Tomate
Salz und Pfeffer

Zubereitung:

Den Salat waschen und auf einen Teller verteilen. Tomaten in Scheiben schneiden und auf den Salat legen. Mit Salz und Pfeffer würzen.

Käsestücke auf den Salat und die Tomaten legen und mit Baguette oder Vollkornbrötchen anrichten.

Kresse-Suppe mit Kartoffeln

Zutaten:

80 g Kartoffeln
½ Bund Kresse
1 TL gehackte Petersilie
150 ml Milch (1,5% Fett)
2 TL Gemüsebrühe
1 Kräutersträußchen
Salz und Pfeffer

Zubereitung:

Kresse waschen und Stiele abtrennen. Kartoffeln schälen, kleinschneiden und alles in einen Topf geben. Wasser zufügen, Kräutersträußchen und Gemüsebrühe zugeben und 15 Minuten kochen lassen.

Kräutersträußchen herausnehmen, Suppe mit Mixer mixen, Milch dazugeben und mit Salz und Pfeffer abschmecken.

Lammkeule mit Bohnen

Zutaten:

200 g Lammkeule ohne Fett
100 g Kartoffeln
100 g Prinzeßbohnen
2 TL Öl
1 TL feingehackte Petersilie

Zutaten: für die Marinade

100 g fettarmer Joghurt
1 Zwiebel
2 Knoblauchzehen
3 Blätter frische Minze
Pfeffer

Zubereitung:

Für die Marinade Zwiebel und Knoblauch schälen und fein zerhacken. Alle Zutaten in eine Schüssel geben und gut verrühren. Lammkeule hineinlegen und 24 Stunden zugedeckt im Kühlschrank ziehen lassen.

Bohnen waschen und zurechtschneiden, mit einem Band in Päckchen binden, in kochendes Wasser geben, kurz kochen, dann herausnehmen und in Eiswasser abschrecken.

Kartoffeln schälen, waschen und 25 Minuten kochen. Lammkeule aus der Marinade nehmen, mit Fett auf allen Seiten gut anbraten und im Backofen 60 Minuten bei 150°C weitergaren.

Das Fleisch hin und wieder mit der Marinade begießen.

Die Bohnen mit etwas Bratfett aus der Lammkeule anbraten, den Bratensud mit 1 EL Mehl Soße einrühren, alles auf einem Teller anrichten und mit Petersilie garnieren.

Magerquark–Pfirsich-Creme

Zutaten:

100 g Magerquark
100 g Pfirsiche aus der Dose
½ TL Rohrzucker
1 TL Blättermandeln
1 – 2 EL Pfirsichsaft

Zubereitung:

Den Magerquark und die kleingeschnittenen Pfirsiche in eine Schüssel geben und mit einem Mixer cremig schlagen. Nach und nach Saft zugeben. Die Creme darf nicht zu dick sein.

Magerquark-Pfirsichcreme in ein Schälchen füllen. Rohzucker in einer Pfanne erhitzen und die Blättermandeln darin rösten, abkühlen lassen und die Creme damit garnieren.

Für eine Stunde in den Kühlschrank stellen, danach verzehren.

Mandarinenkuchen

Zutaten:

240 g Magerquark
1 großes Ei
30 g EL Rohzucker
1 EL Mehl
40 ml Mandarinensaft
1 kleine Dose Mandarinen
1 TL Margarine (light)

benötigt wird:

eine runde Kuchenform, 26 cm

Zubereitung:

Magerquark, Ei, Rohzucker, Mehl und Mandarinensaft mit einem Mixer verrühren. Kuchenform mit Margarine einfetten und mit etwas Teig den Boden bedecken. Anschließend die abgetrockneten Mandarinen gleichmäßig darauf verteilen und den restlichen Teig auf die Mandarinen geben.

Backofen auf 180 °C einstellen und 30 bis 40 Minuten backen. Den Kuchen abkühlen lassen und langsam aus der Backform lösen.

Warm oder kalt anrichten.

Milchreis mit Zimt und Rohrzucker

Zutaten:

80 g Milchreis
250 ml Milch (1,5% Fett)
1 TL Zimt
2 TL Rohrzucker

Zubereitung:

Milch in einen Topf geben und kochen lassen. Den Milchreis langsam dazugeben, auf kleiner Stufe kochen und ständig umrühren, damit nichts anbrennt. Bis zu 30 Minuten kochen lassen, danach auf einen Teller geben
und mit Zimt und Rohrzucker anrichten.

Mit Magerquark gefüllte Pfannkuchen

Zutaten:

100 g Vollkornweizen- oder normales Mehl
200 ml Milch (1,5% Fett)
1 Ei
1 – 2 TL Öl

Füllung:

1 EL Apfelkompott

oder

120 g Magerquark mit einem Eigelb und 1 EL Rohrzucker (gut angerührt)

Zubereitung der Pfannkuchen:

Ei, Mehl und Milch in eine Schüssel geben und mit einem Mixer zu einem glatten Teig verrühren.

Die Pfanne mit etwas Öl einfetten und erhitzen, etwas Teig dazu gießen und gleichmäßig verteilen. Die Pfannkuchen auf beiden Seiten goldgelb braten.

Mit der Füllung anrichten.

Zutaten für Apfelkompott:

500 g Äpfel
2 – 3 EL Zucker (besser: Xylit)
1 TL Zimt

Zubereitung:

Die Äpfel schälen, Kernhaus herausschneiden und in kleine Stücke schneiden. Die kleingeschnittenen Äpfel in einen Topf geben, etwas mit Zitronensaft benetzen und auf kleiner Hitze 10 Minuten kochen lassen. Zimt und Zucker zugeben und weitere 5 – 10 Minuten kochen lassen.

Kalt anrichten.

Möhren-Sellerie-Suppe

Zutaten:

100 g Möhren
100 g Knollensellerie
1 große Zwiebel
1 TL Kresse
1 EL Gemüsebrühe
1 Kräutersträußchen
500 ml Wasser
Salz und Pfeffer

Zubereitung:

Gemüse waschen und in kleine Stücke schneiden, danach in einen Topf geben und Wasser zufügen. Kräutersträußchen und Gemüsebrühe zugeben und bis zu 30 Minuten kochen lassen.

Kräutersträußchen herausnehmen, die Suppe mit einem Mixer mixen, mit Salz und Pfeffer abschmecken und mit der Kresse garnieren.

Müsli

Zutaten:

50 g Getreideflocken (es können auch Haferflocken verwendet werden)
1 TL Rosinen
6 Mandeln
½ Apfel
½ Banane
150 ml Milch (1,5% Fett)

Zubereitung:

Getreideflocken und Rosinen in ein Schälchen geben, mit der Milch übergießen und für eine Nacht im Kühlschrank durchziehen lassen. Am Morgen die kleingehackten Mandeln, den kleingeschnittenen Apfel und die Banane dazugeben.

Nudeln mit Hackfleisch

Zutaten:

80 g Vollkorn- oder normale Nudeln
100 g Rinderhackfleisch
½ kleine Dose geschälte Tomaten
1 große Möhre
1 Stangensellerie
1 Zwiebel
1 Knoblauchzehe
1 TL Öl
1 Zweig Thymian
2 Lorbeerblätter
Salz, Pfeffer und Cayennepfeffer

Zubereitung:

Gemüse und Zwiebel schälen und feinhacken. Öl in einen Schmortopf geben und die Zwiebel und das Hackfleisch darin anbraten. Die restlichen Zutaten (mit Ausnahme von Salz, Pfeffer und Cayennepfeffer) zugeben und circa 60 Minuten langsam schmorenlassen.

Mit Salz, Pfeffer und Cayennepfeffer abschmecken, die Lorbeerblätter und den Thymian danach herausnehmen.

Nudeln 10 - 15 Minuten kochen und mit der Soße übergießen.

Warm verzehren.

Orangensalat

Zutaten:

2 Orangen
1 EL Zitronensaft
1 EL Rohzucker
3 Blätter Minze
3 Blätter Zitronenmelisse
Zimt

Zubereitung:

Die Orangen mit einem scharfen Messer schälen und das Fruchtfleisch auf einen Teller anrichten. Mit Zitronensaft, Rohzucker und Zimt bestreuen. Für 30 Minuten in den Kühlschrank stellen und kurz vor dem Verzehr mit den Blättern der frischen Minze und der Zitronenmelisse garnieren.

Pizza

Zutaten: für den Teig

590 g Mehl
370 ml Milch (1,5 % Fett)
1 Päckchen Trockenhefe
1 EL Zucker
½ TL Paprikapulver
½ TL mediterrane Kräuter nach eigener Wahl
½ TL Salz

Zutaten: für die Pizzasoße

1 große Dose Tomaten
1 TL Paprikapulver
1 TL Salz
½ TL Chillies Flocken
1 TL mediterrane Kräuter

Zutaten: für den Pizzabelag

1 Dose Thunfisch
1 kleingeschnittener Schinken
1 in Scheiben geschnittene spanische Ringsalami
1 Tomate
1 rote Paprika
4 scharfe Peperoni
100 g geriebener Käse

Zubereitung:

Alle Zutaten für den Teig in einen Brotbackautomaten geben und kneten lassen. Anschließend den Teig auf einer bemehlten Arbeitsfläche noch einmal gut durchkneten. Den Teig in zwei gleichmäßig große Stücke teilen, circa 2cm dünn ausrollen und auf ein eingefettetes Backblech legen.

Alle Zutaten für die Pizzasoße in ein Schälchen geben, mit dem Stabmixer zerkleinern und anschließend auf den Pizzaboden verteilen. Mit dem geriebenen Käse bestreuen und die restlichen Zutaten auf den Käse legen.

In den Backofen schieben und bei 200°C 20 Minuten backen.

Warm verzehren.

Rotbarsch mit Gemüse und Reis

Zutaten:

1 Stück Rotbarsch oder anderer Fisch
1 kleine Zwiebel
1 Möhre
½ Porree
1 Stangensellerie
1 Kräutersträußchen
1 TL Öl
50 ml trockener Weißwein
1 TL gehackte Petersilie
40 g Reis (es kann Naturreis verwendet werden)
Salz und Pfeffer

Zubereitung:

Reis nach Anleitung kochen, Gemüse waschen und in 2 cm lange Streifen schneiden, danach 10 Minuten in Öl ausschwitzen lassen. Das leicht gebratene Gemüse in eine Auflaufform geben, Fisch, Kräutersträußchen und Weißwein dazugeben und mit Salz und Pfeffer würzen.

Backofen vorheizen auf 150°C und zugedeckt bis zu 30 Minuten backen.

Mit Petersilie garnieren und Reis anrichten.

Scholle mit Spargel

Zutaten:

1 Stück Scholle
200 g Spargel
1 EL gehackte Petersilie
2 EL Mehl
1 Ei
1 EL Öl
1 TL Gemüsebrühe
1 TL Butter
1 TL Dill
Salz und Pfeffer

Zubereitung:

Spargel waschen, schälen und 15 – 20 Minuten kochen. Die Scholle waschen, mit Küchenpapier abtupfen und mit Salz und Pfeffer würzen. Das Ei mit 1 EL Petersilie verrühren und die Scholle darin wenden, danach die Scholle in 2 EL Mehl wenden.

Öl in einer Pfanne erhitzen und den Fisch darin goldgelb braten. Spargel aus dem Topf nehmen, Mehl in etwas Wasser verrühren, Gemüsebrühe und Spargelwasser zugeben und ständig rühren, bis die Soße dickflüssig ist.

Mit Butter und Dill verfeinern, mit Salz und Pfeffer (oder Muskat) abschmecken.

Die Scholle und den Spargel auf einen Teller anrichten, mit Soße übergießen und mit Petersilie bestreuen.

Schweinekotelett mit Rosenkohl

Zutaten:

1 Schweinekotelett ohne Fett
150 g Rosenkohl
50 ml Wasser
50 ml trockener Weißwein
1 EL Schlagsahne
1 TL Öl
½ TL Thymian
2 Lorbeerblätter
1 TL Senf
1 TL Petersilie
Salz, Pfeffer und Muskat

Zubereitung:

Den Rosenkohl putzen und in einen Topf geben, Wasser zufügen und circa 20 Minuten kochen lassen. Fleisch in einer Pfanne anbraten und Weißwein, Wasser, Senf, Lorbeerblätter, Thymian, Salz und Pfeffer zugeben. Bei kleiner Hitze langsam schmorenlassen, dann die Pfanne vom Herd nehmen und Schlagsahne zufügen.

Gekochten Rosenkohl mit Muskat abschmecken, mit Petersilie bestreuen und warm mit Fleisch und Soße anrichten.

Sellerie- und Tomatensalat

Zutaten:

1 Stangensellerie
1 Tomate
½ TL feingehackte Petersilie
1 TL Remoulade
½ TL Senf
½ TL Zitronensaft
Salz und Pfeffer

Zubereitung:

Den Sellerie waschen und in kleine Stücke schneiden, Tomate in dünnen Scheiben. Alles auf einem Teller anrichten und mit Petersilie garnieren. Remoulade, Senf, Zitronensaft, Salz und Pfeffer in ein Schälchen geben, gut verrühren und das Dressing über den Salat verteilen.

Spaghetti Bolognese

Zutaten:

100 g Rinderhackfleisch
80 g Vollkorn- oder normale Nudeln
½ kleine Dose Tomaten (Pizzatomaten)
1 mittelgroße Möhre
1 Stangensellerie
1 kleine Zwiebel
1 geschälte und feingehackte Knoblauchzehe
1 TL Öl
1 Lorbeerblatt
Salz, Thymian, Pfeffer und Cayennepfeffer

Zubereitung:

Möhre, Sellerie und Zwiebel schälen und feinhacken. Das Fleisch und die Zwiebel in einer Pfanne anbraten. Alle Zutaten in einen Topf geben und 40 Minuten auf kleiner Hitze kochen lassen.

Das Ganze mit den Gewürzen abschmecken, anschließend Lorbeerblätter und Thymian herausnehmen.

Wasser in einen Topf geben, aufkochen, die (Vollkorn-) Nudeln zugeben und bis zu 15 Minuten kochen.

Eine Portion Nudeln (etwa 80 g) auf einen Teller anrichten und die Bolognese darübergeben.

Steak in Champignonsoße

Zutaten:

100 g Steak
250 g Blumenkohl
60 g Champignons
2 TL Öl
2 TL Soßenbinder
1 TL Schlagsahne
Salz, Pfeffer und Muskat

Zubereitung:

Den Blumenkohl waschen und 15 – 20 Minuten in Wasser kochen. Champignons putzen, in Streifen schneiden, in eine Pfanne mit Öl geben und bis zu 10 Minuten garen lassen.

Schlagsahne und Soßenbinder zu den Champignons geben, mit etwas Wasser ablöschen und mit Salz, Pfeffer und Muskat würzen. Öl in einer Pfanne erhitzen und das Fleisch auf beiden Seiten gut anbraten.

Das Fleisch kann man auch mit der Champignonsoße 10 Minuten garen lassen. Das Steak kann medium zubereitet werden.

Serviert wird mit Blumenkohl und Champignonsoße. Alles wird mit gehackter Petersilie bestreut.

Steak mit Schwarzwurzel und Petersilienkartoffeln

Zutaten:

100 g Steak
100 g Kartoffeln
100 g tiefgefrorene Schwarzwurzeln
160 ml Milch (1,5% Fett)
1 – 2 EL Mehl
1 TL Butter
1 TL Öl
1 TL feingehackte Petersilie
Pfeffer und Muskat

Zubereitung:

Kartoffeln schälen, waschen und 25 Minuten kochen. Schwarzwurzeln mit etwas Wasser 7 Minuten kochen.

Milch mit Mehl einrühren und zugeben, mit Butter verfeinern und mit Pfeffer, Muskat und ½ TL Petersilie abschmecken.

Öl in eine Pfanne geben und das Steak darin kurz anbraten, nach Wunsch mit Salz und Pfeffer würzen.

Das Ganze auf einem Teller anrichten und die Kartoffeln mit der restlichen Petersilie garnieren.

Toastbrot

Zutaten:

540 g Mehl
1 Ei
1 TL Zucker
1 EL Margarine
1 Päckchen Hefe
375 ml Milch (1,5% Fett)

Zubereitung:

Alle Zutaten in einen Brotbackautomaten geben und auf einer schnellen Stufe (etwa 45 min) das Brot backen.

Tomatencreme-Suppe

Zutaten:

½ kg Tomaten
2 TL Tomatenmark
3 kleine Zwiebeln
30 g Stangensellerie
1 große Möhre
1 EL Gemüsebrühe
1 Kräutersträußchen
500 ml Wasser
1 TL gehackte Petersilie
1 TL Crème fraîche (Magerstufe)
Salz und Pfeffer

Zubereitung:

Das Gemüse waschen, schälen und kleinschneiden. Tomaten häuten, alles in einen Topf geben und bis zu 30 Minuten kochen lassen. Kräutersträuß-chen herausnehmen und die Suppe mit einem Stabmixer durchmixen. An-schließend mit Crème fraîche verfeinern, mit Salz und Pfeffer abschmek-ken und mit Petersilie bestreuen.

Kann mit einer Scheibe Toastbrot serviert werden.

Tomaten-Suppe

Zutaten:

300 g Tomaten
1 EL Tomatenmark
1 kleine Zwiebel
½ Stange Sellerie
1 Möhre
1 TL Gemüsebrühe
1 TL gehackte Petersilie
1 EL Creme fraîche
1 Kräutersträußchen
Salz und Pfeffer

Zubereitung:

Gemüse waschen, schälen und in kleine Stücke schneiden. Tomaten enthäuten, alle Zutaten in einen Topf geben, 1 Liter Wasser zufügen und bis zu 25 Minuten kochen lassen. Kräutersträußchen herausnehmen und die Suppe mit einem Mixer durchmixen.

Mit Salz und Pfeffer abschmecken, Crème fraîche unterheben, mit gehackter Petersilie bestreuen und anrichten.

Überbackener Apfel

Zubereitung:

ein Apfel
1 TL Rohzucker
2 TL Rosinen
125 ml Wasser
½ TL Zimt

Zubereitung:

Den Apfel waschen und entkernen, danach in eine Auflaufform legen und mit Rosinen, ½ TL Zucker und etwas Zimt füllen. Das Wasser in die Form geben und bis zu 40 Minuten bei 180 °C backen.

Den Apfel auf einen Teller legen und mit dem Saft warm anrichten.

Überbackenes Brot mit Thunfisch

Zutaten:

1 Scheibe Vollkorntoast
½ Dose Thunfisch im eigenen Saft
½ kleine Dose Tomaten
1 EL geriebener Käse (fettarm)
½ TL feingehackte Petersilie
½ TL feingehacktes Basilikum
Salz und Pfeffer

Zubereitung:

Tomaten mit einem Mixer zerkleinern, Petersilie und Basilikum zugeben und mit Salz und Pfeffer würzen. Den Thunfisch abtropfen lassen. Den Toast in eine Backform legen, darauf die Tomatensoße und danach den Thunfisch verteilen.

Mit dem geriebenen Käse bestreuen und im vorgeheizten Backofen auf 200°C 15 Minuten überbacken.

Warm verzehren.

Vollkornnudeln mit Tomatensoße

Zutaten:

80 g Nudeln
½ kleine Dose Tomaten
1 TL Tomatenmark
1 TL fein gehacktes Basilikum
1 TL Crème fraîche
1 TL geriebener Parmesaner
Chillies Flocken (feurig scharf)
Salz

Zubereitung:

Wasser in einen Topf geben, aufkochen und etwas salzen. Die Nudeln zugeben und bis zu 15 Minuten kochen. Tomaten in einen Topf geben, mit einem Stabmixer zerkleinern, kurz aufkochen, Tomatenmark und Crème fraîche zugeben und gut verrühren.

Mit Salz und Chillies Flocken abschmecken (es können auch andere Gewürze verwendet werden).

Die gekochten Nudeln auf einen Teller anrichten, mit Soße übergießen und mit dem geriebenen Parmesaner bestreuen.

Vollkornsandwich

Zutaten:

1 große Scheiben Vollkorntoast (oder 4 kleine)
20 g gekochter Schinken ohne Fett
1 Scheibe Hartkäse (light)
1 TL Öl
1 kleine Tomate
1 geriebene Möhre
2 feingehackte Salatblätter
1 TL Zitronensaft
1 TL feingehackte Petersilie
Pfeffer und Paprikapulver

Zubereitung:

Grillgerät vorheizen, Vollkorntoast mit Öl bestreichen, Käse, Schinken und Tomatenscheiben drauflegen, mit Pfeffer und Paprikapulver würzen, mit dem anderen Vollkorntoast zudecken und kroß rösten.

Möhre, Salat und die restliche Tomate in eine Schüssel geben, mit Zitronensaft beträufeln, Petersilie zugeben und gut verrühren.

Das Sandwich halbieren und auf einen Teller mit Salat anrichten.

Zwiebel-Suppe

Zutaten:

4 große Zwiebeln
1 Stange Sellerie
1 EL Gemüsebrühe
1 TL gehackte Petersilie
1 TL Öl
1 Liter Wasser
Salz und Pfeffer

Zubereitung:

Gemüse waschen, schälen und in kleine Stücke schneiden. Öl in eine Pfanne geben und die Zwiebeln darin glasig braten. Die restlichen Zutaten dazugeben und 20 Minuten köcheln lassen.

www.ingramcontent.com/pod-product-compliance
Lightning Source LLC
Chambersburg PA
CBHW071201280526
45787CB00002B/559